TODO COMIENZA CON UN HOLA

LA HISTORIA DE KATIE SOBRE EL SÍNDROME DE PRADER-WILLI

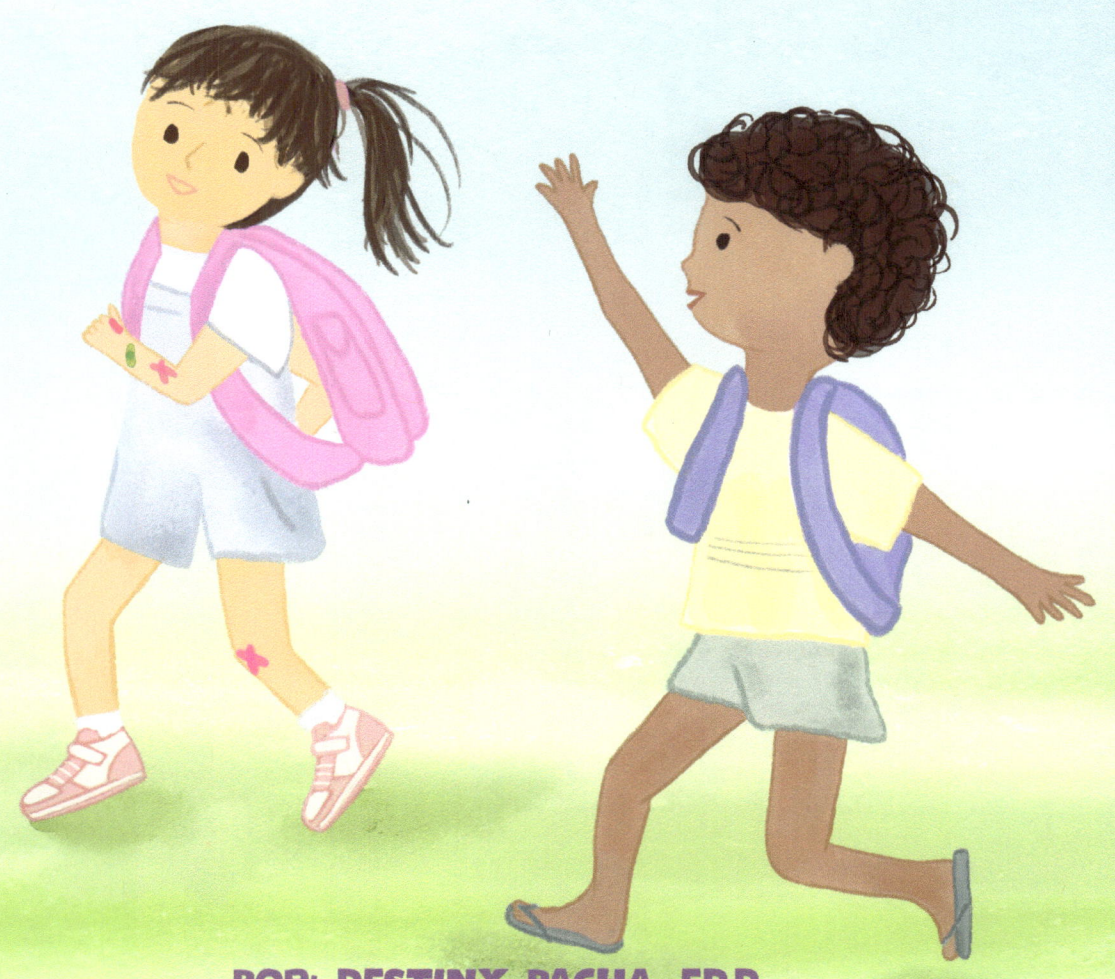

POR: DESTINY PACHA, ED.D.
ILUSTRADO POR: TARA ESPINOSA BRADLEY

Todo comienza con un hola La historia de Katie sobre el síndrome de Prader-Willi
Copyright © Destiny Pacha, Ed.D., 2025
Primera publicación independiente, 2023
ISBN 979-8-9935189-0-9

Autor: Destiny Pacha, Ed. D.
Directora Creativa: Lauren Eggert / Gray Fox Design Co.
Ilustradora: Tara Espinosa Bradley

El derecho de Destiny Pacha, Ed. D.), a ser identificada como la creadora de esta obra ha sido reconocida de conformidad con la Ley de Copyright, Diseños y Patentes de 1988.

Todos los derechos reservados. Ninguna parte de esta publicación puede ser reproducida, almacenada en un sistema de recuperación ni transmitida, en ninguna forma ni por ningún medio (electrónico, mecánico, fotocopiado, grabación u otro) sin el permiso previo y por escrito de la autora.

Para mi unicornio, tú sabes quién eres. - D.P.

Traducido Con Amor Por

Alicia Arias
Mamá de Thiago (viviendo con SPW)
De República Dominicana, viviendo en Florida, EE. UU.

&

Johana Quinn
Mamá de Katie (viviendo con SPW)
De Colombia, viviendo en Florida, EE. UU.

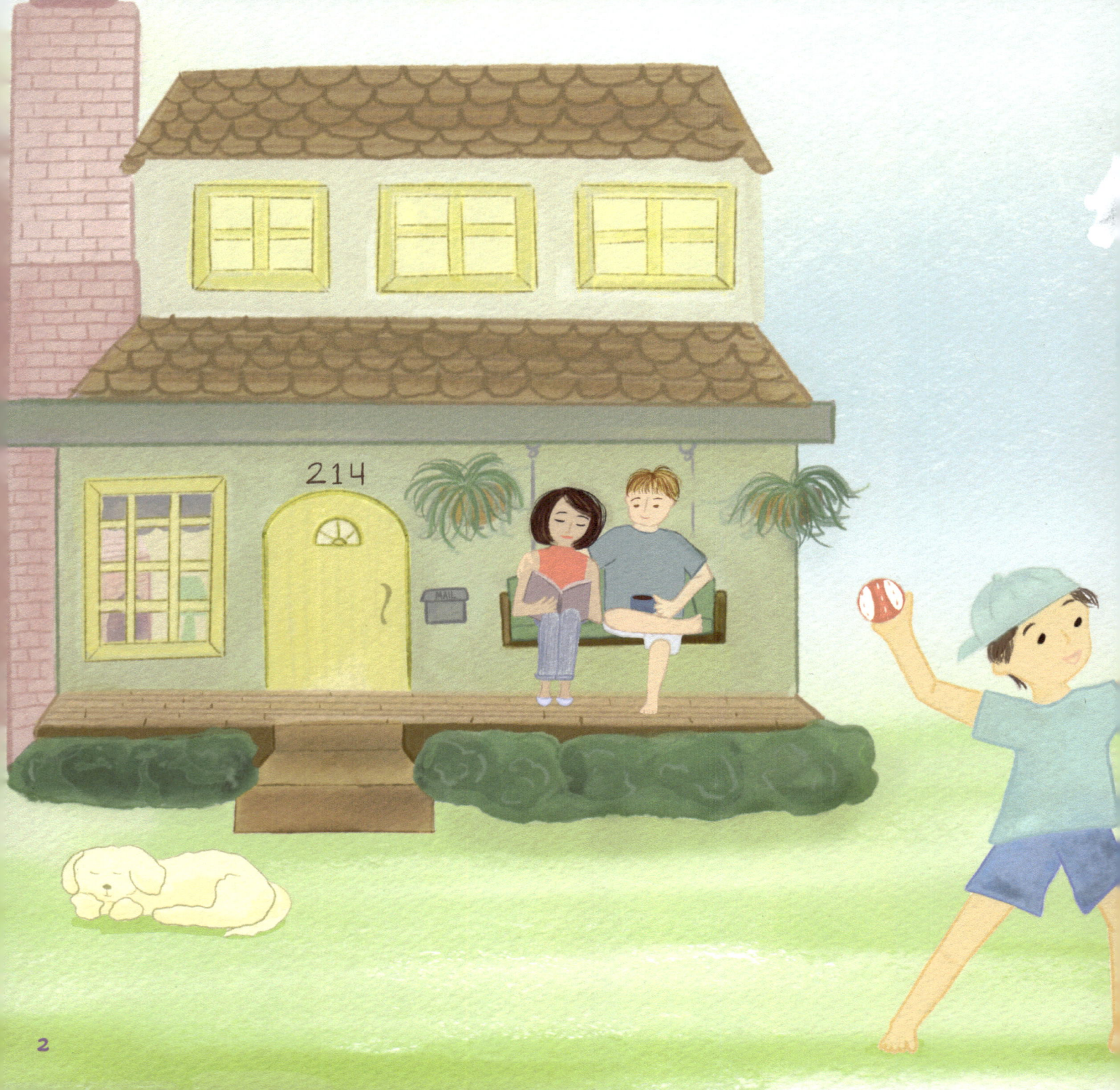

¡Hola! ¡Me llamo Katie!

Vivo con mi mamá, mi papá, mi hermano mayor y mis dos perros.

Tengo el Síndrome de Prader-Willi, una condición genética rara con la que nací.

Es algo poco común, ¡lo que me hace aún más única! Me han dicho que soy tan especial… ¡que soy como un unicornio! Todos somos un poquito diferentes, y eso nos hace especiales. Tal vez seas zurdo, uses lentes o prefieras el color marrón, mientras que a tu amigo le gusta el azul. También podrías hablar otro idioma o comunicarte con imágenes.

¿QUÉ TE HACE DIFERENTE Y ESPECIAL?

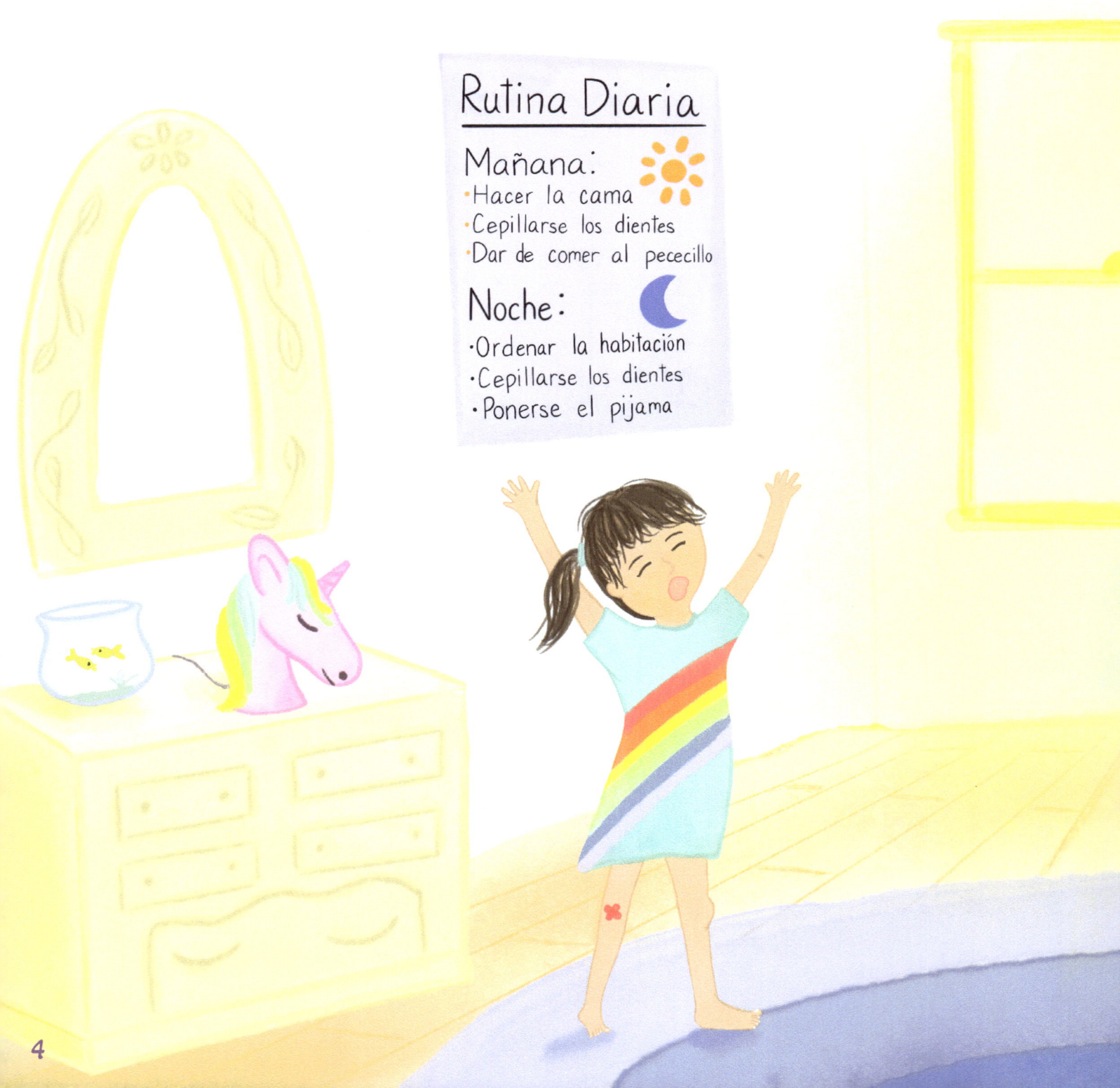

Cuando me levanto de la cama, me gusta seguir mi rutina de la mañana en casa. Si no lo hago, me preocupo por olvidar algo. A veces se me olvidan cosas, así que un horario con imágenes me ayuda mucho. Cuando me acostumbro a una rutina, no me gusta cambiarla. Me da tranquilidad saber qué viene después.

¿TIENES UNA RUTINA DE LA MAÑANA O USAS UN HORARIO EN CASA?

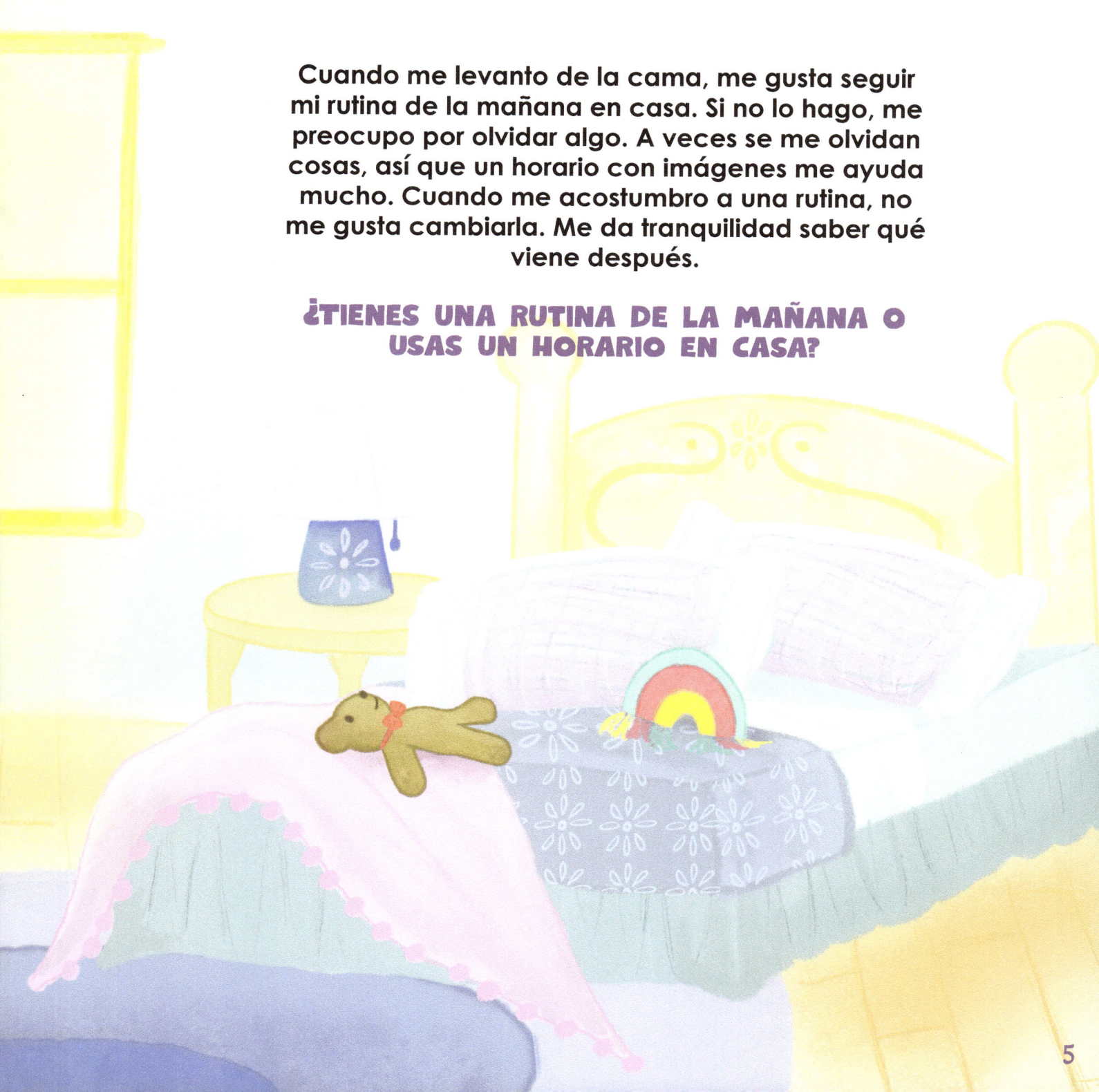

Hay tantas cosas emocionantes a mi alrededor que me distraigo con facilidad, por lo que casi siempre necesito la ayuda de un adulto para llegar a mi clase. Para mantenerme concentrada en mi trabajo, me gusta saber qué viene después. Por eso, en mi escritorio tengo una tarjeta que me muestra qué hacer *"Primero"* y qué sigue *"Después"*; mi maestra también me da recordatorios con frecuencia.

¿ALGUNA VEZ TE DISTRAES CUANDO VAS A ALGÚN LUGAR O NECESITAS RECORDATORIOS PARA TERMINAR TU TAREA?

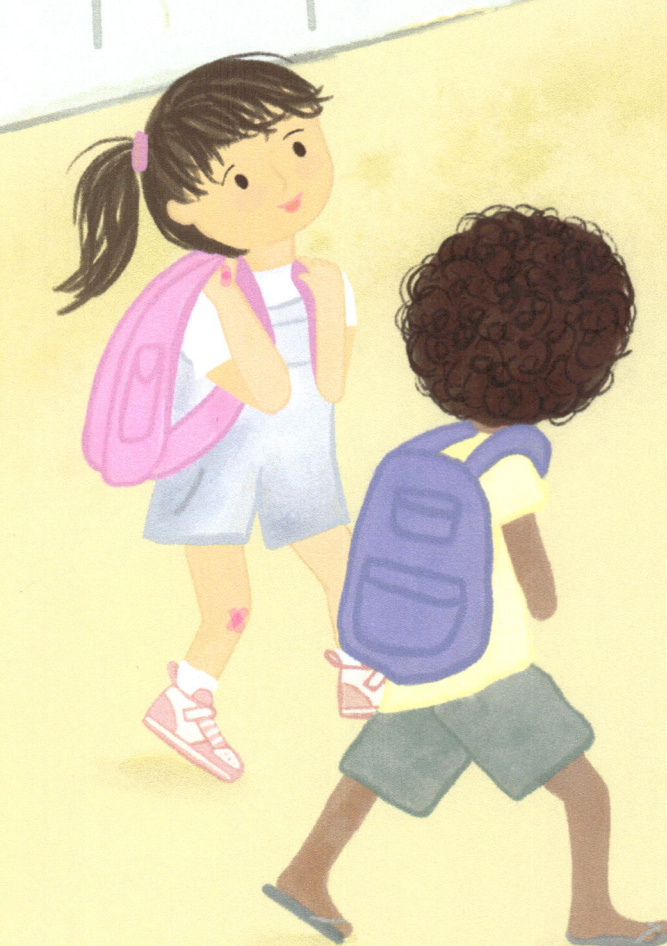

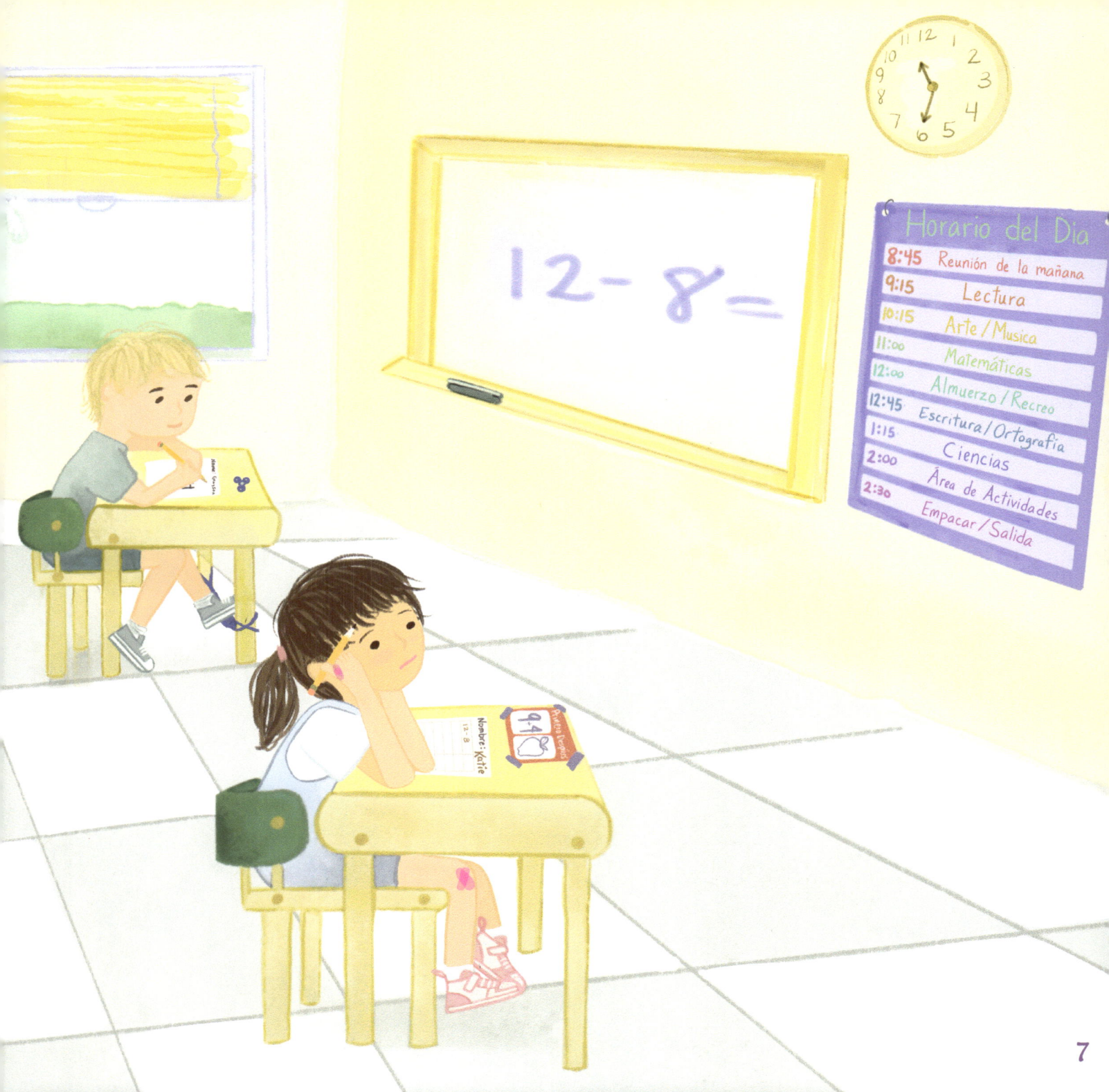

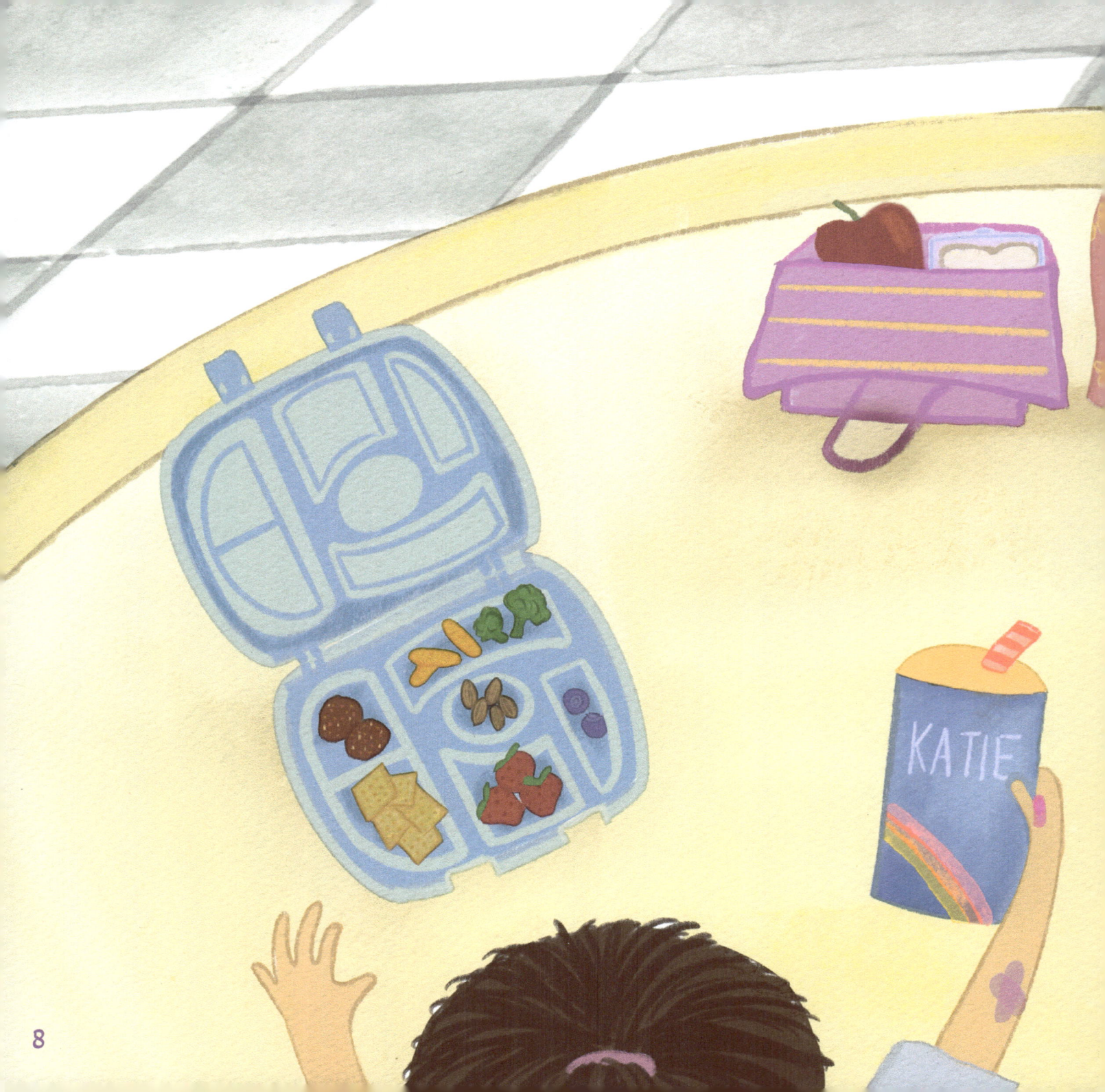

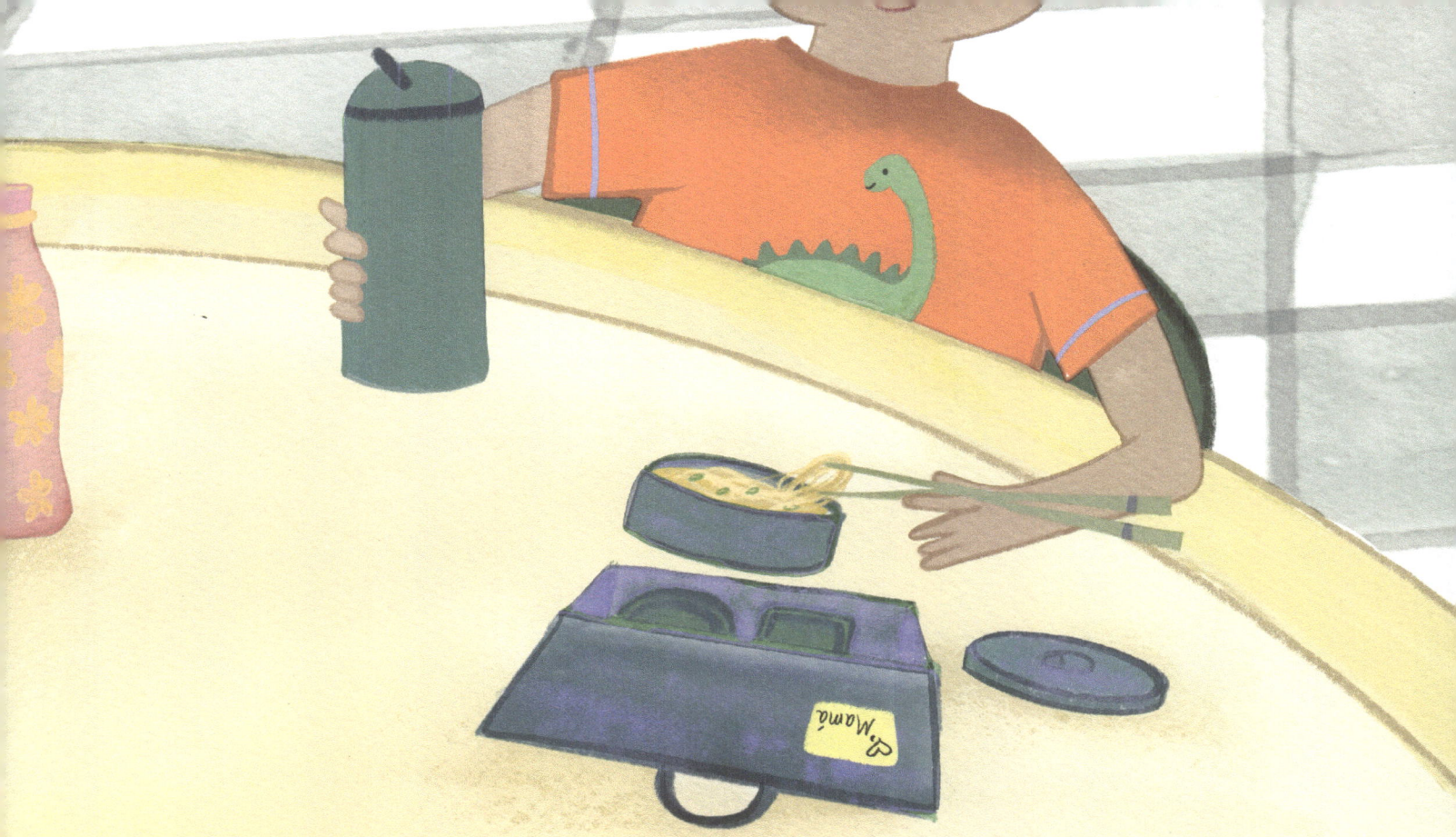

Tal vez notes que como a la misma hora todos los días y solo alimentos específicos de casa. Normalmente tengo cereales integrales, proteínas saludables, algo de fruta y muchas verduras para el almuerzo. Los dulces y otras meriendas en tu lonchera pueden enfermarme, así que, por favor, no los compartas conmigo. Si llego a comer algo que no debo, es muy importante que un adulto lo sepa para para que no me enferme.

¿TÚ TRAES TU ALMUERZO DE CASA O LO COMPRAS EN LA CAFETERÍA?

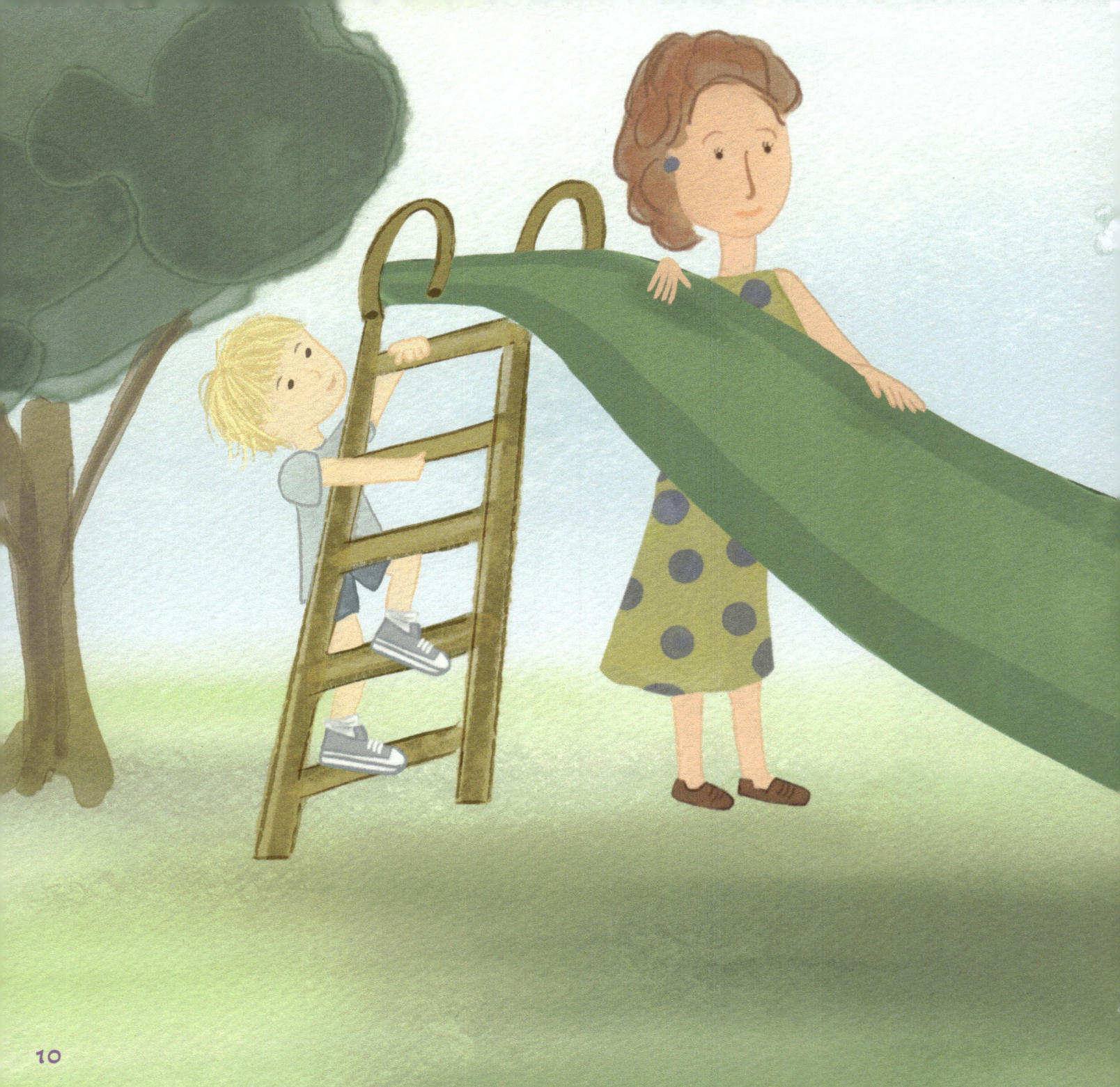

Aunque quiero correr y jugar, mi cuerpo se cansa con facilidad, y estando afuera puedo sentirme demasiado caliente (o con mucho frío) sin darme cuenta. Por eso, quizás necesite hacer una pausa o tomar un descanso después del recreo. Los músculos de mi cuerpo no son tan fuertes como los tuyos y a veces pierdo el equilibrio. Puede que necesite la ayuda de un adulto para subir escaleras o jugar en el parque, ¡pero eso no me impide divertirme!

DESPUÉS DE CORRER Y JUGAR, ¿ALGUNA VEZ NECESITAS TOMAR UN DESCANSO?

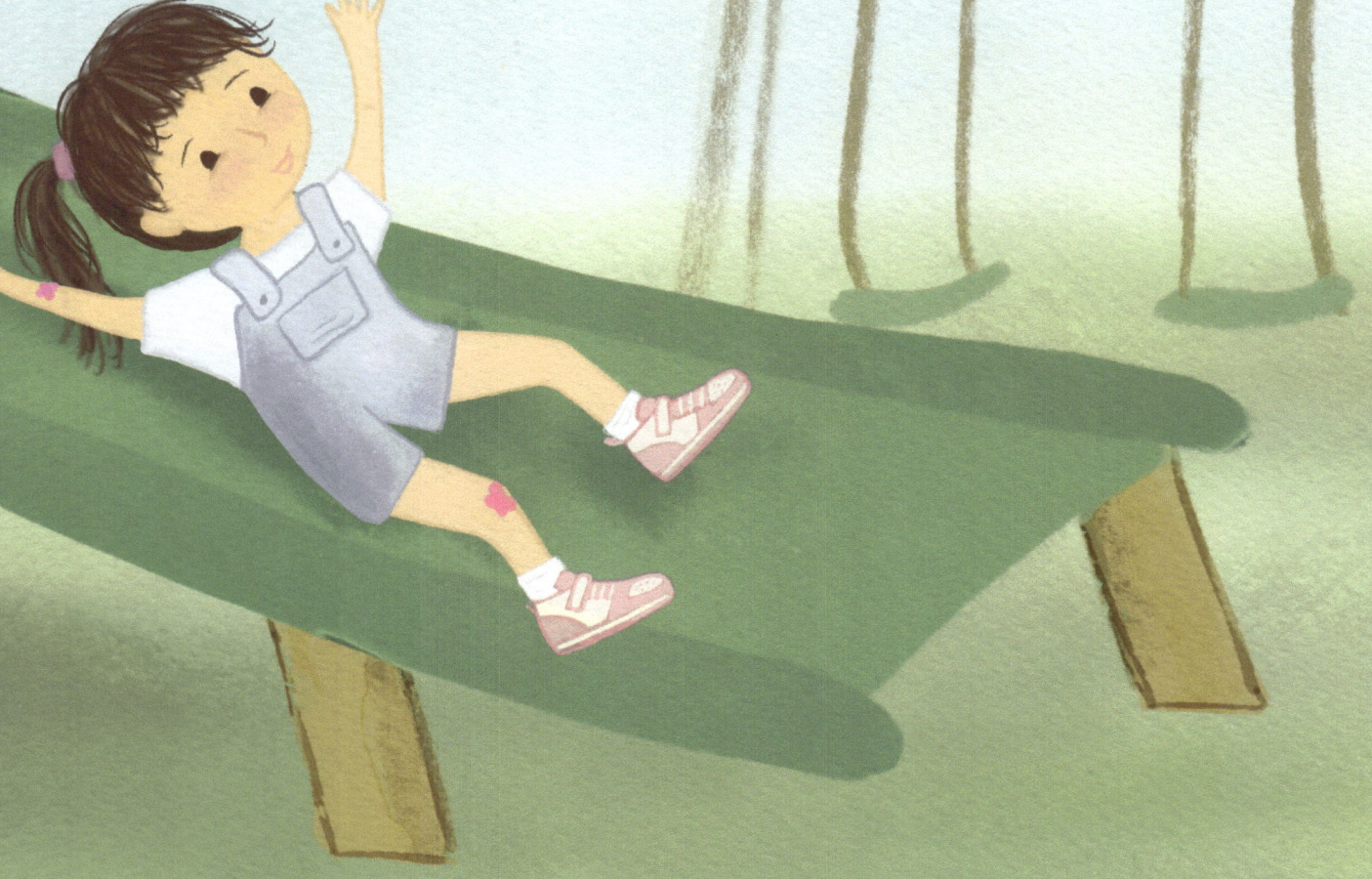

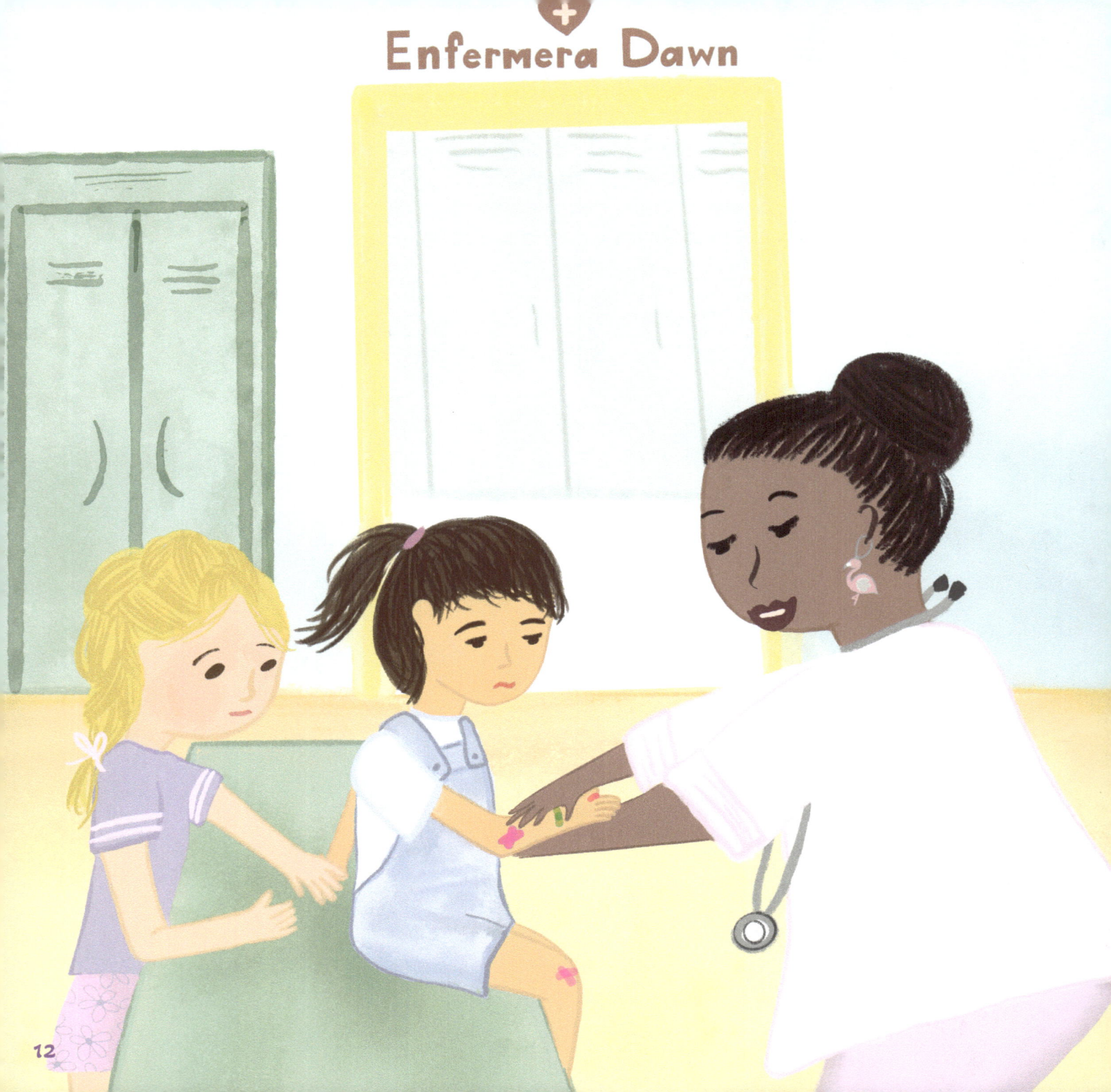

A veces me rasco demasiado cuando me pica un insecto o tengo una cortada en la piel. Por eso necesito ir con la enfermera para que me ponga una curita. Las curitas me ayudan a no rascarme y a mantener mi piel protegida. La enfermera Dawn también me ayuda si me duele la barriga o si me caigo.

¿A TI TAMBIÉN TE PICAN LOS INSECTOS? ¿ALGUNA VEZ HAS NECESITADO UNA CURITA O IR CON LA ENFERMERA? ¡CREO QUE A TODOS LOS NIÑOS NOS HA PASADO!

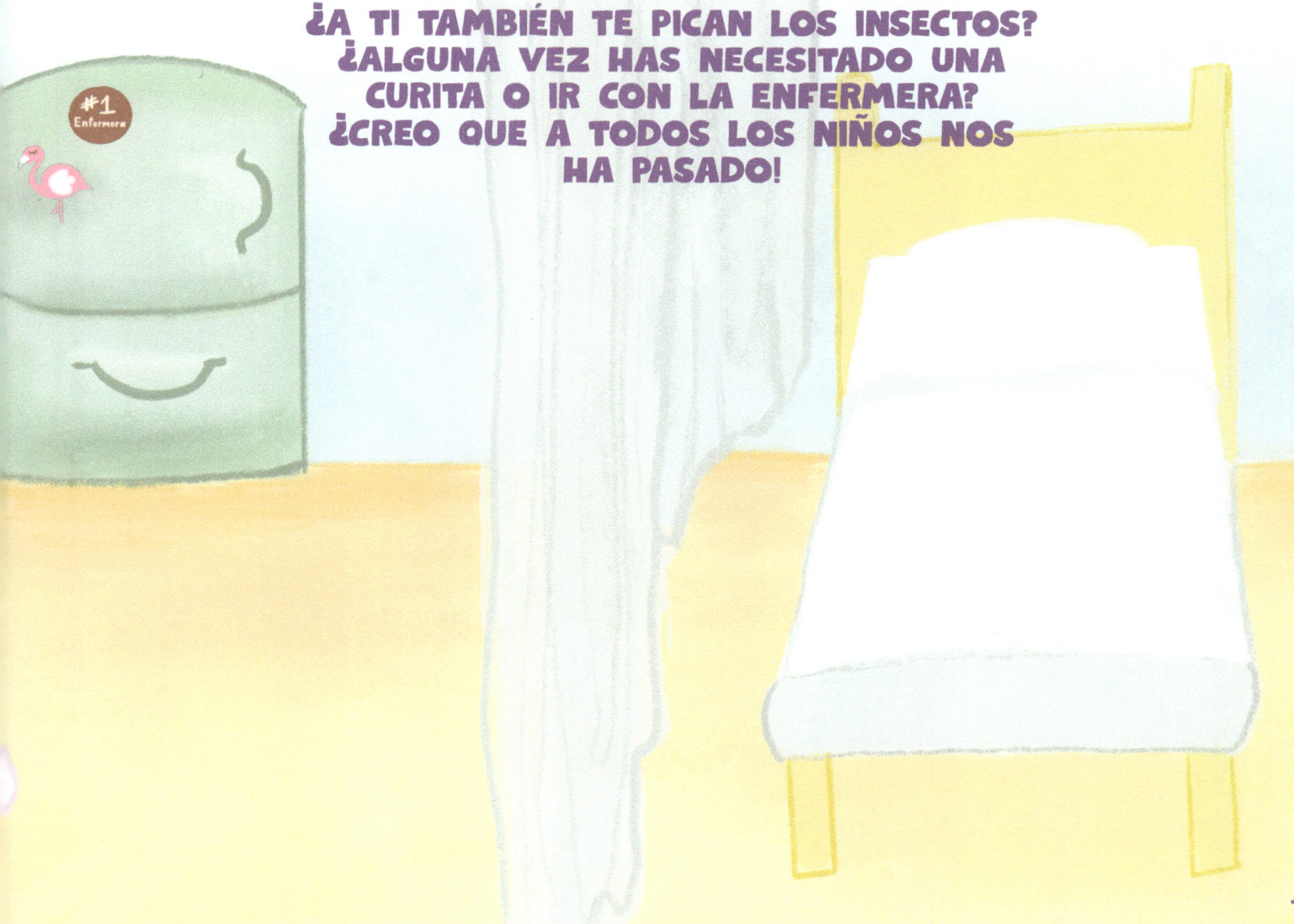

¡El cambio es difícil para mí! No me gusta cuando algo en mi día va a ser diferente. ¡Me gustan mucho las rutinas! Me ayuda que me avisen con tiempo para poder adaptarme, aunque los cambios también pueden hacer que tenga muchas preguntas. No quiero molestar; solo quiero sentirme tranquila y asegurarme de qué me espera en el día.

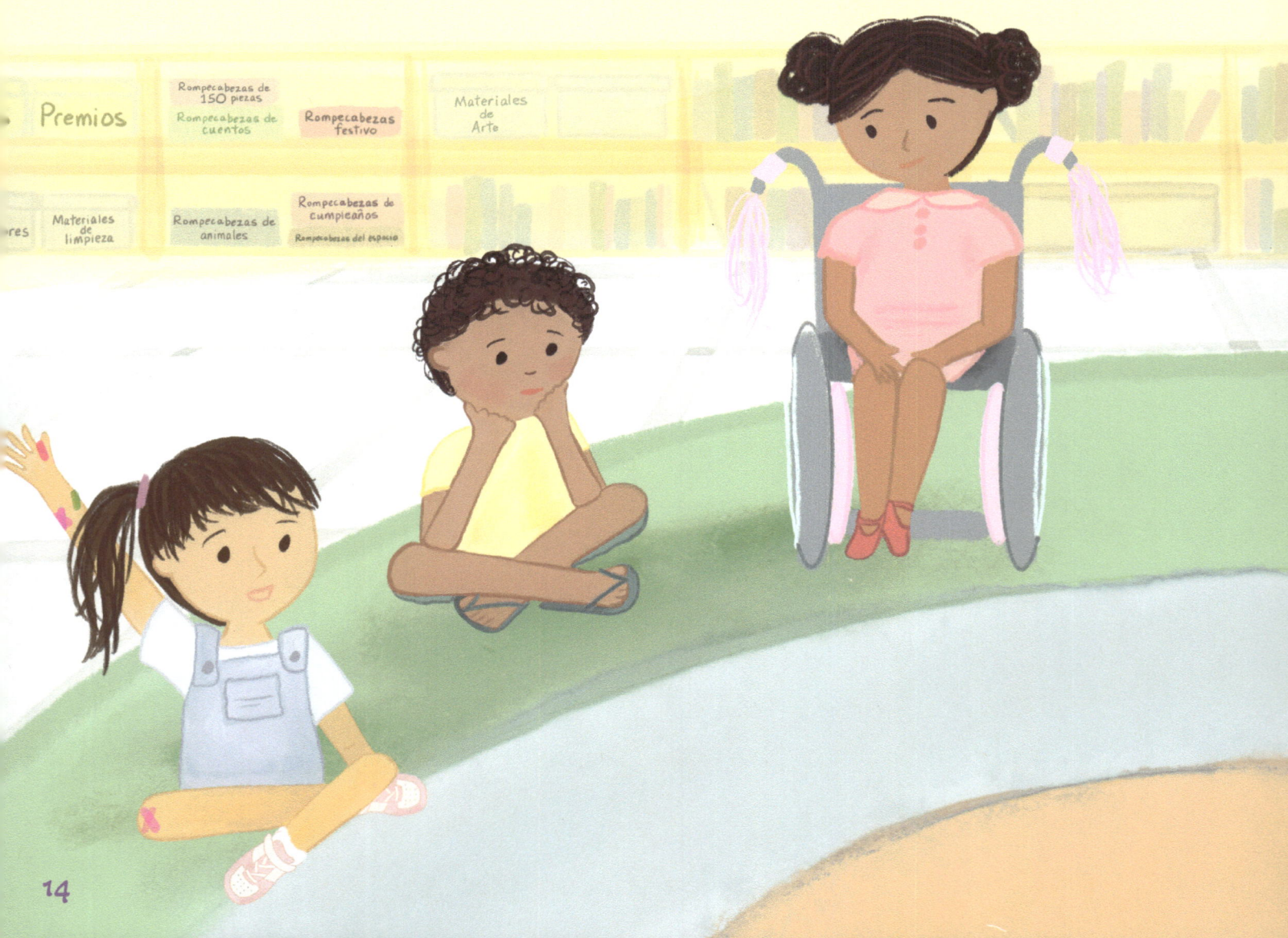

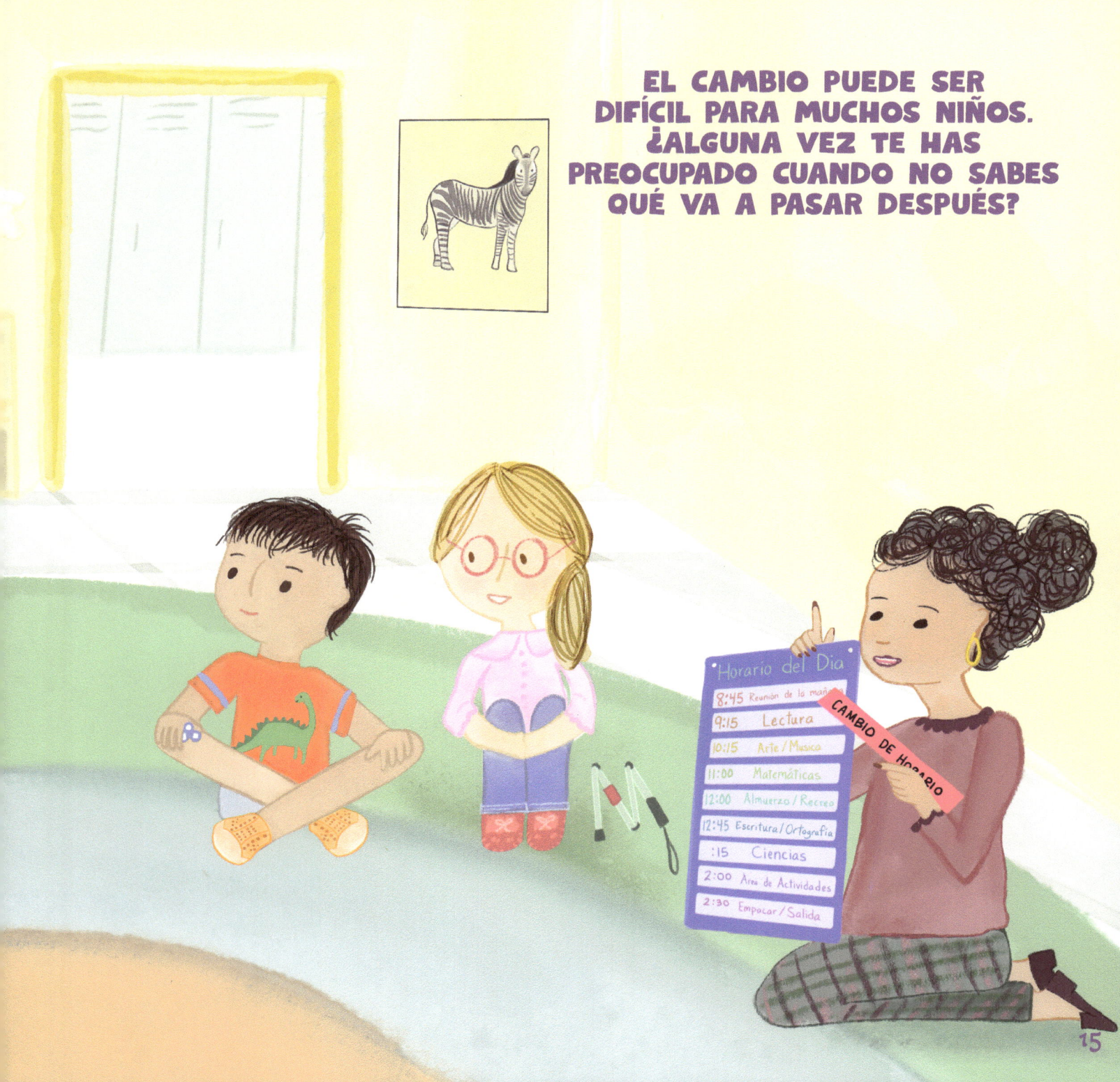

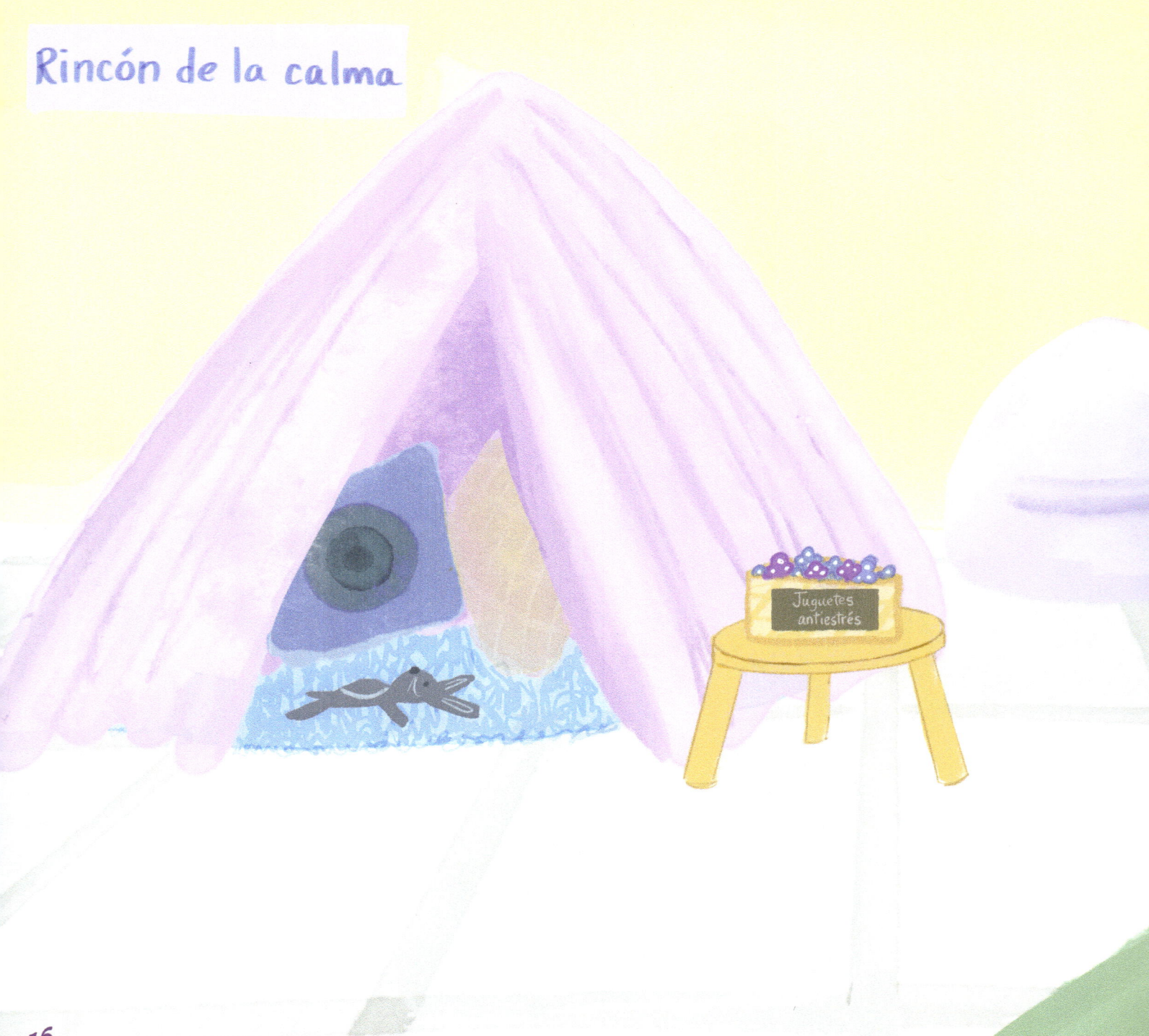

Si empiezo a sentirme molesta, lo mejor es darme un espacio y un momento para pensar. Si necesito calmarme, puedo ir a un rincón tranquilo y jugar con rompecabezas o con juguetes sensoriales.

CUANDO ALGO TE MOLESTA, ¿QUÉ ACTIVIDADES O JUGUETES TE AYUDAN A TRANQUILIZARTE?

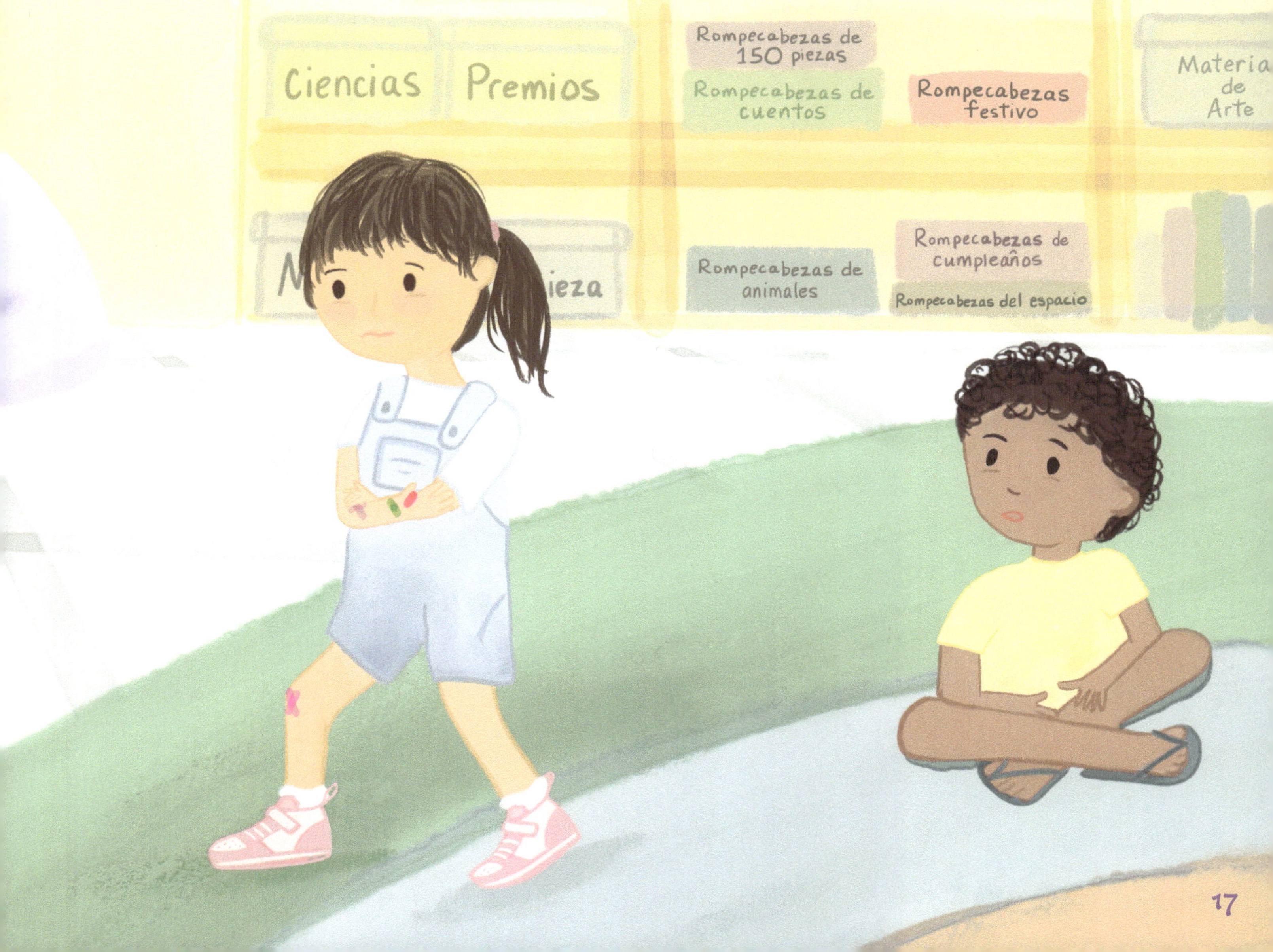

Cuando alguien me hace una pregunta, puede que no responda de inmediato. A menudo necesito tiempo para pensar y asegurarme de que entendí antes de contestar. Demasiadas preguntas a la vez pueden confundirme, y a veces necesito que un adulto me recuerde qué debo hacer después

¿ALGUNA VEZ HAS NECESITADO MÁS TIEMPO PARA PENSAR Y COMPRENDER? ¿HAS NECESITADO UN RECORDATORIO PARA TERMINAR UN TRABAJO O UNA TAREA?

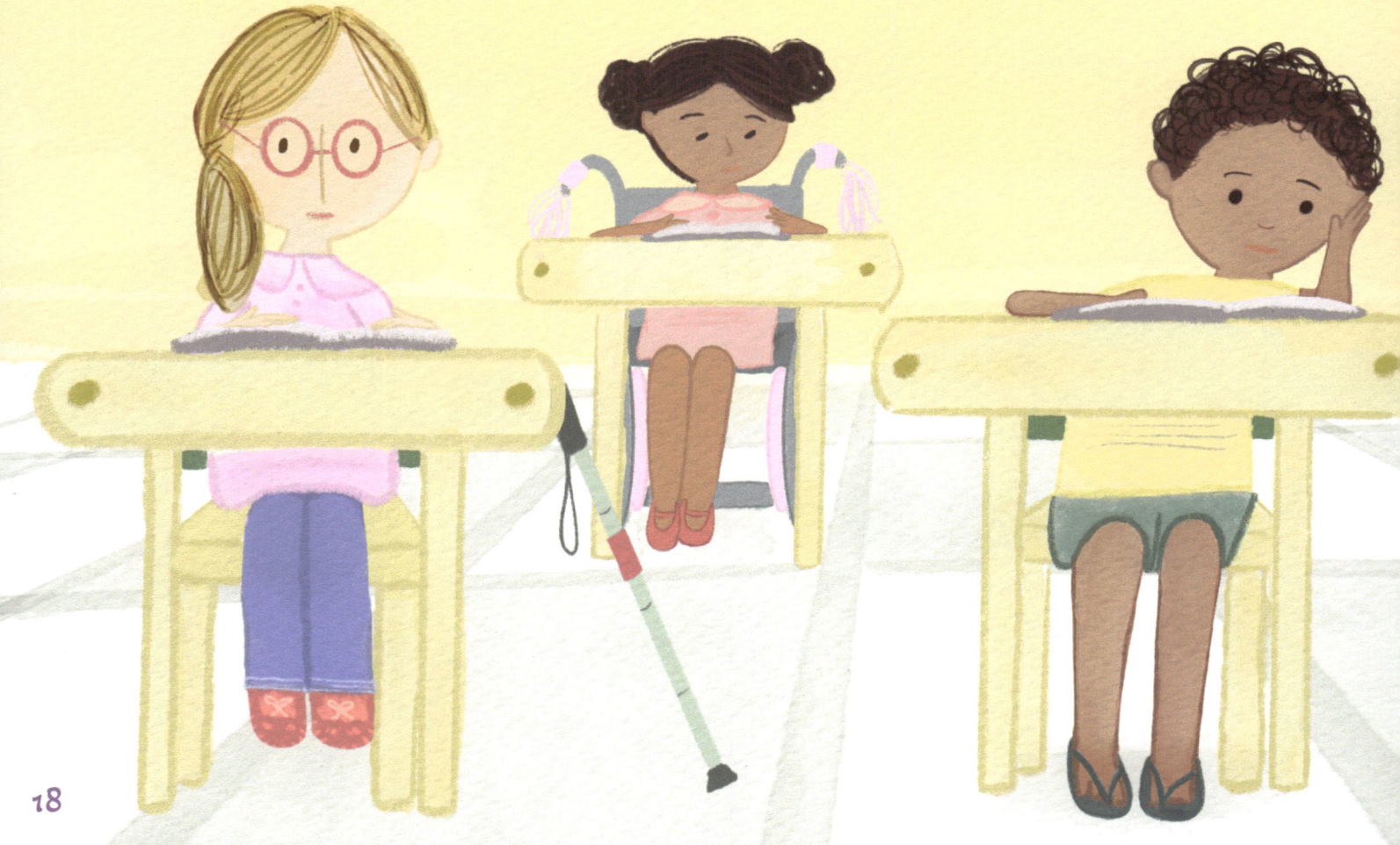

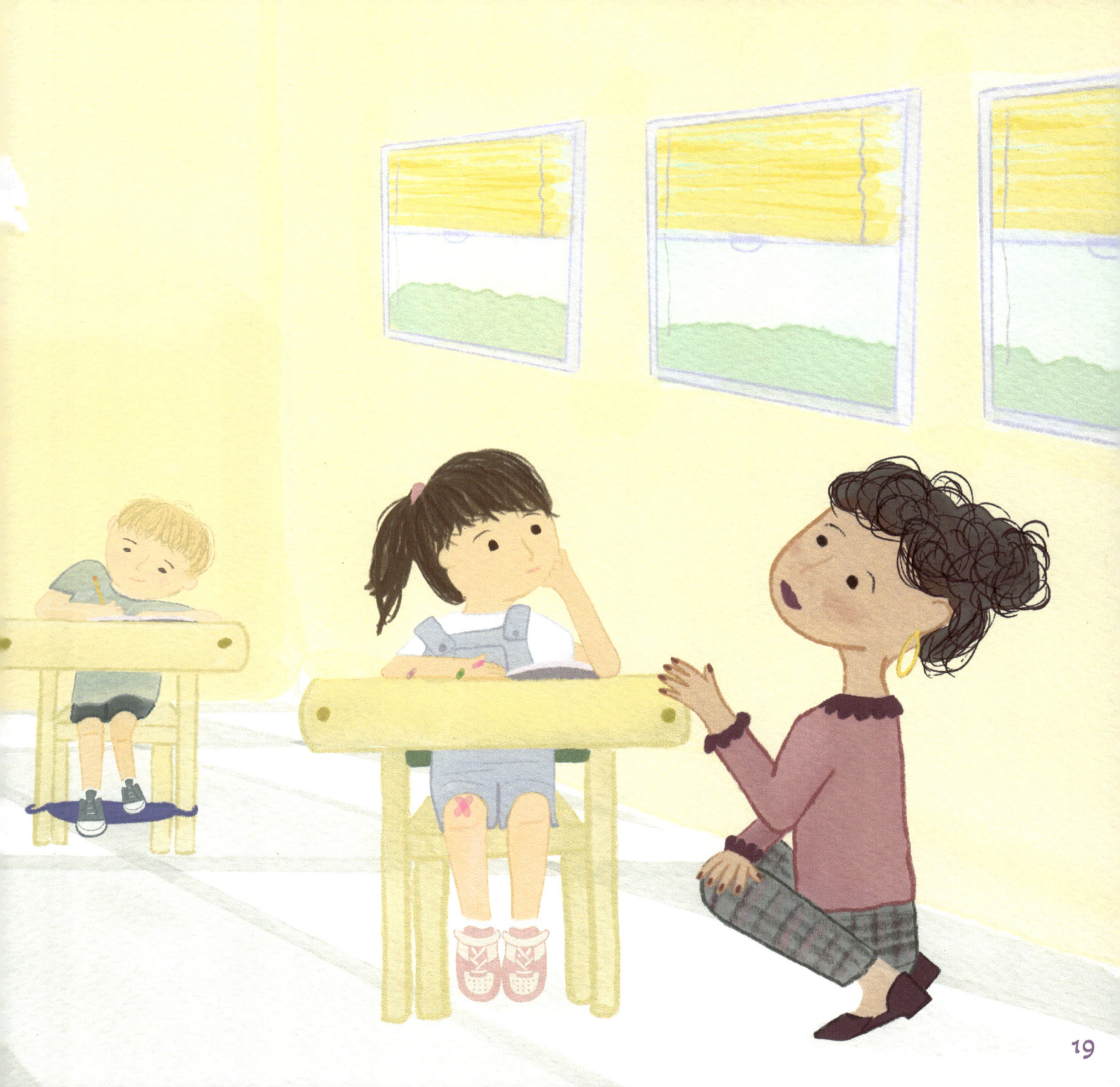

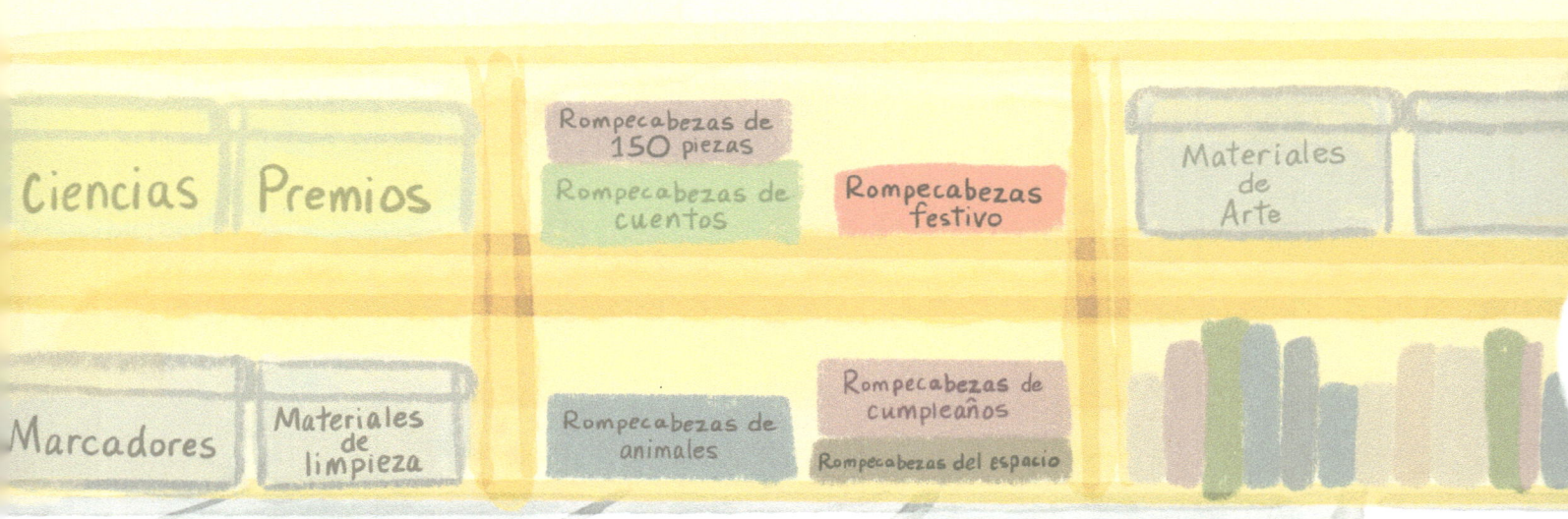

Hay algunas frases que me confunden, especialmente cuando no significan lo que dicen. Estoy aprendiendo sobre este tipo de expresiones, ¡y puede que necesite ayuda para entender algunos chistes!

¿SABÍAS QUE, CUANDO ALGUIEN DICE "ESTAR EN LAS NUBES", SIGNIFICA ESTAR DISTRAÍDO O PENSANDO EN OTRA COSA? ¿CONOCES OTROS DICHOS COMO ESTE?

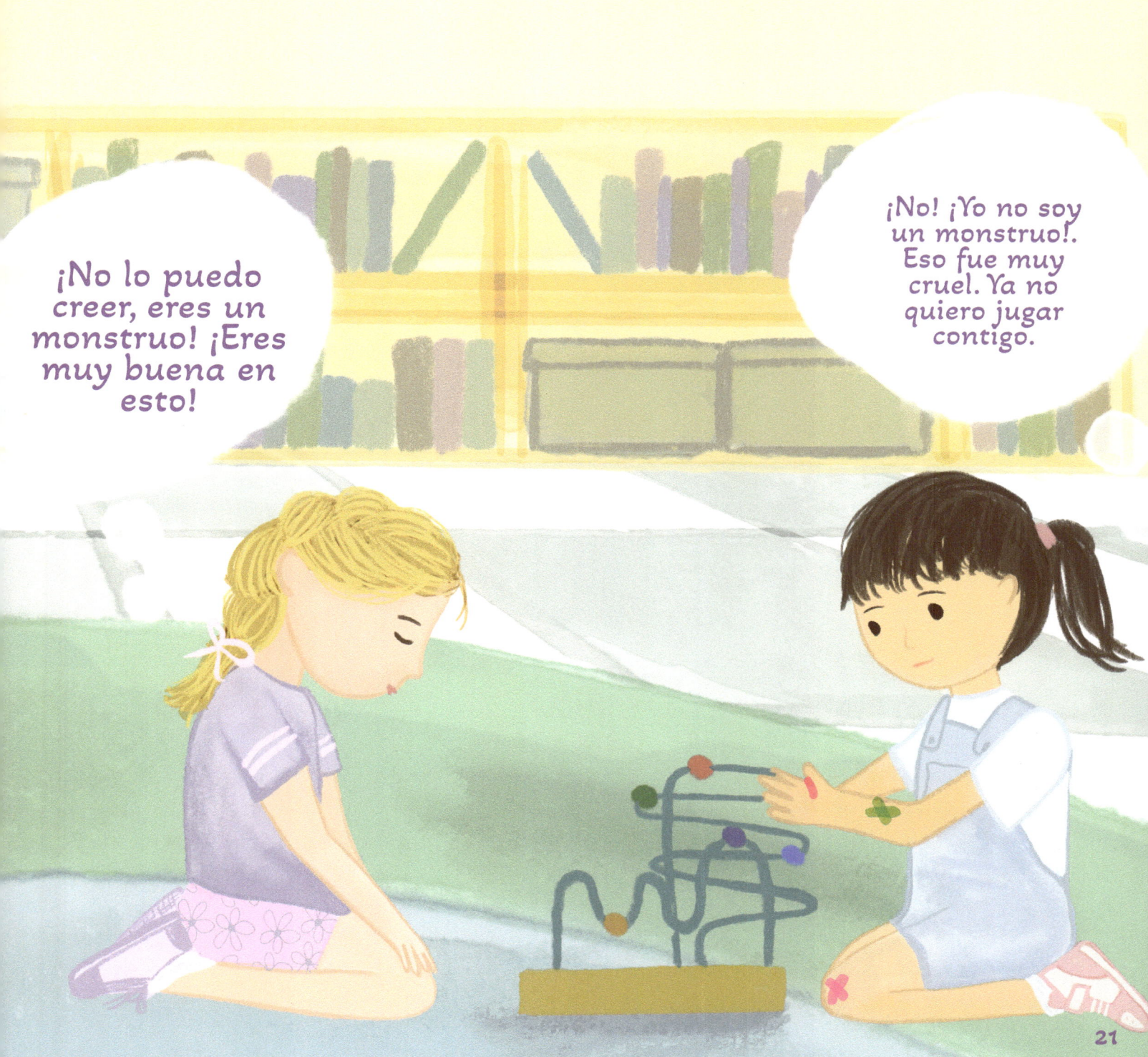

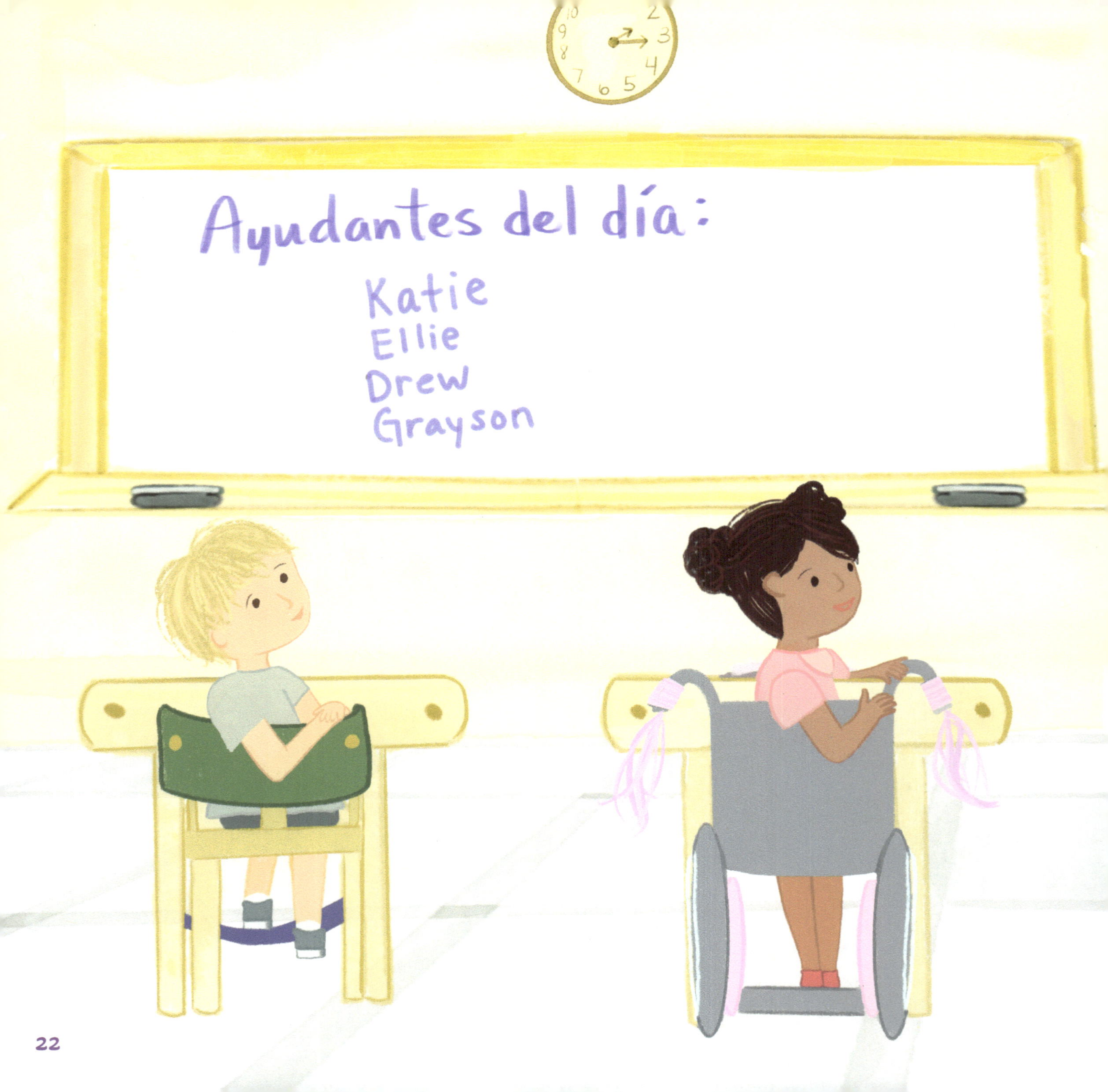

Ayudantes del día:
- Katie
- Ellie
- Drew
- Grayson

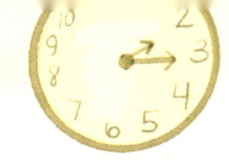

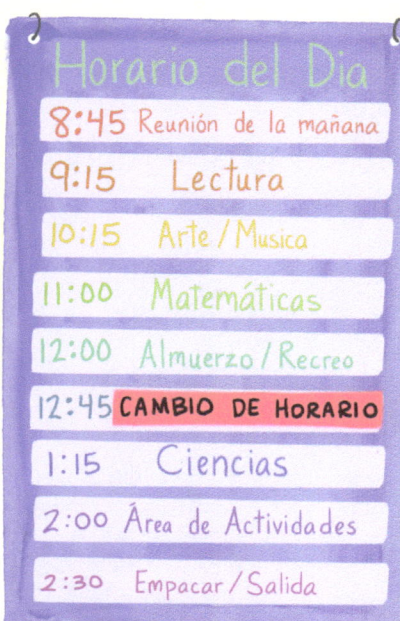

Tengo un buen corazón y me encanta ayudar a mis profesores y amigos. Siempre me ofrezco como voluntaria para ayudar, ¡es una de mis cosas favoritas del día!

¿A TI TAMBIÉN TE GUSTA AYUDAR A LOS DEMÁS? ¿TE HACE SENTIR FELIZ, COMO A MÍ?

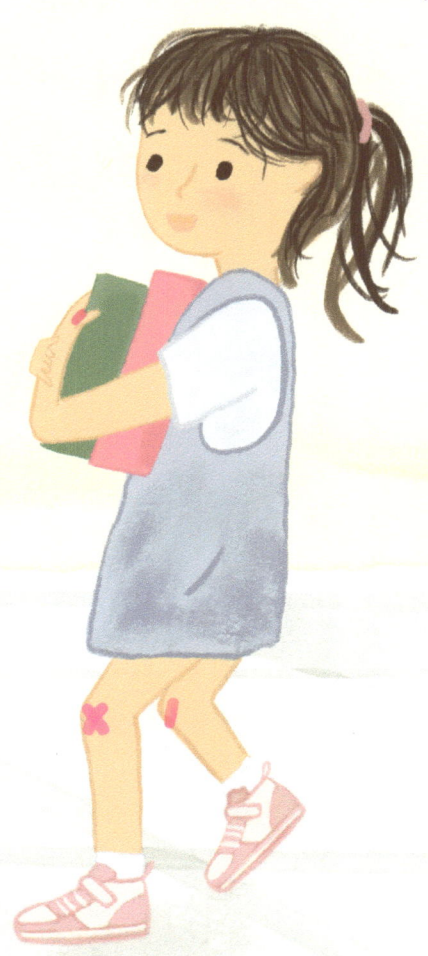

Aunque tengo el síndrome de Prader-Willi y a veces haga las cosas un poquito diferente, seguimos siendo muy parecidos. Tal vez soy un poquito distinta, ¡pero eso no me detiene! Solo soy una niña y quiero ser tu amiga, ¡y todo comienza con un 'hola'!

¡VAMOS A JUGAR!

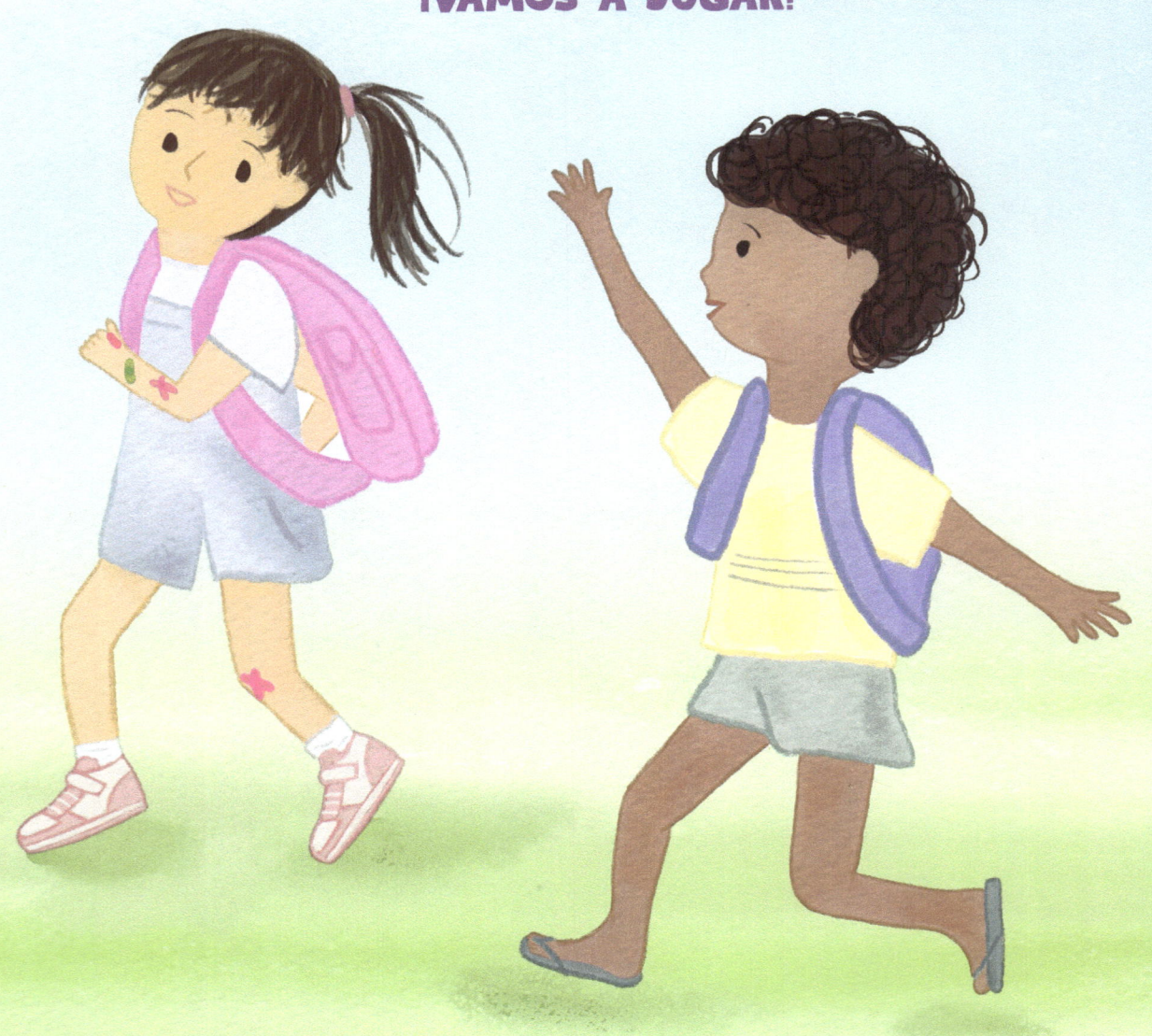

PARA OBTENER INFORMACIÓN MÁS COMPLETA SOBRE EL SÍNDROME DE PRADER-WILLI (SPW), CONSULTA A ESTOS EXPERTOS:

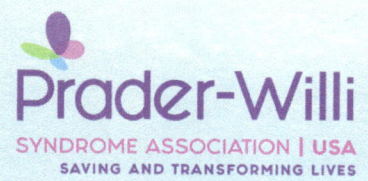 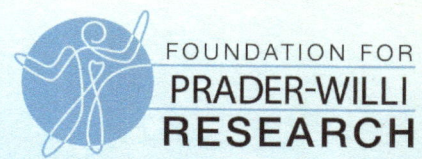 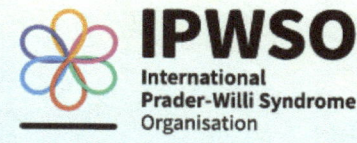

PARA ACCEDER A UNA GUÍA DE LECTURA GRATUITA PARA ADULTOS, CON EXPLICACIONES DETALLADAS SOBRE LAS CARACTERÍSTICAS DEL SPW DE KATIE Y RECURSOS EDUCATIVOS IMPRIMIBLES, VISITA EMPOWERDSOLUTIONS.ORG.

Esta traducción fue posible gracias al apoyo de Acadia Pharmaceuticals, cuyo compromiso con la concienciación y la defensa de las enfermedades raras ayudó a llevar la historia de Katie a nuevas audiencias.

Gracias por creer en el poder de las historias para crear conciencia, fomentar la empatía e inspirar la inclusión en nuestra comunidad.

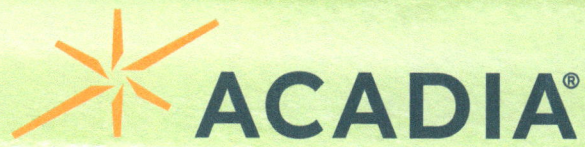

SOBRE LA AUTORA

La Dra. Destiny Pacha es especialista en educación sobre el síndrome de Prader-Willi (SPW) y cuenta con más de 20 años de experiencia en el ámbito educativo. Se enfoca en apoyar a las familias trabajando con el personal escolar para comprender las implicaciones educativas del SPW.

También ofrece servicios de consultoría en la evaluación e implementación de procedimientos para crear un entorno educativo seguro en relación con la alimentación. Su pasión siempre ha sido desarrollar oportunidades de inclusión creativas y significativas para todos los estudiantes con diversas discapacidades. Este libro continúa su misión de Empoderar la Empatía, animando a los niños a aceptar sus diferencias mientras exploran sus similitudes. — ¡Todo empieza con un "Hola"!

www.ingramcontent.com/pod-product-compliance
Lightning Source LLC
Chambersburg PA
CBHW062002130526
44582CB00046B/153